Sitzungsberichte
der Heidelberger Akademie der Wissenschaften
Mathematisch-naturwissenschaftliche Klasse
Jahrgang 1928. 12. Abhandlung.

Wurzeln der Medizin

Von
Paul Ernst
in Heidelberg

Festrede zur Jahresfeier der Akademie der Wissenschaften
am 10. Juni 1928

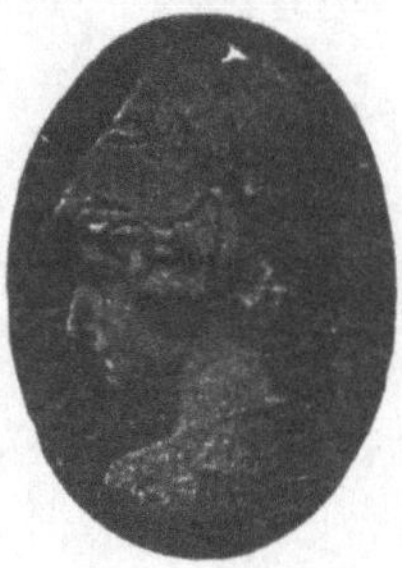

Berlin und Leipzig 1928
Walter de Gruyter & Co.
vormals G. J. Göschen'sche Verlagshandlung / J. Guttentag, Verlagsbuchhandlung / Georg Reimer / Karl J Trübner / Veit & Comp.

Wurzeln der Medizin.

I.

Ich komme von Sizilien und sah im Geiste am Kraterrand des Ätna Empedokles stehen. Da oben, der Gottheit näher, offenbarte sich ihm die Natur; die große heroische Landschaft tat sich vor ihm auf und zerteilte sich in ihre Urformen, die Erde als die Masse des Vulkans und der Insel zu seinen Füßen, das Feuer in Gestalt der leuchtenden Garben, die der Berg ausspie und der glühenden Lava, die über den Krater quoll, das Wasser als das unendliche Meer, das ringsum den Horizont abschloß und die Luft, die als lichtumflossene Glocke das Ganze überwölbte. Das wurden seine vier Wurzeln, die *ῥιζώματα*, wie er sie nannte. Platon nennt diese Grundstoffe Elemente, *τὰ τῶν πάντων στοιχεῖα*. Wir haben sie in der Schule gelernt, und wenn sie auch von der Wissenschaft längst abgeschafft sind und durch 87 Elemente ersetzt wurden, so beherrschen sie heute noch unser Denken, wenn wir von Bodenschätzen, von der chemischen und physikalischen Beherrschung der Luft, von Wasserversorgung und Freiheit der Meere, vom Feuer als dem Bringer des Lichts und der Wärme, dem Antrieb der Industrie reden. Sie werden von Goethe in der Pandora in klangvollen Daktylen besungen und erklingen im Ring des Nibelungen als Sphärenharmonie: Das Wasser im wogenden Vorspiel zu Rheingold und in den wiegenden Weisen der Rheintöchter, die Erde in der geheimnisvollen Gestalt der Erda, der weisen Wala, die Luft im Waldweben und dem Walkürenritt, das Feuer im Feuerzauber und der flackernden Gestalt des Loge. So ist es seit zweieinhalb Jahrtausenden. Erst 1661 bekämpft Robert Boyle die Lehre von den 4 Grundstoffen und definiert das chemische Element als einen nicht weiter zerlegbaren Körper. Empedokles lehrte: Es gibt kein Entstehen und kein Vergehen. Entstehung ist Verbindung, Vergehen ist Trennung, Veränderung ist teilweise Verbindung und Trennung der Elemente. Von der Mischung (*κρᾶσις*) der Ur- und Grundstoffe hängt Natur und Beschaffenheit aller körperlichen Einzeldinge der belebten und unbelebten Welt ab, da der Luft die Kälte, dem Feuer die Wärme, dem Wasser die Feuchte, der Erde die Trockenheit zukommt. Die bewegenden Kräfte des Zusammen- und Auseinandertretens der Stoffe sind eine vereinigende (die Liebe *φιλία*) und eine trennende (der Haß *νεῖκος*). Bewußt wird hier seelische Anziehung oder Abstoßung als Gleichnis gebraucht für körperliche Zustände, während umgekehrt Goethe in den Wahlverwandtschaften ausdrücklich die chemische Affinität als Symbol für seelische Regungen verwendet, also gleichsam ein Abbild des chemischen Aktes aus dem menschlichen Leben vorführt. Chemische Verwandtschaft ist seit Boyle und Newton ein geläufiger Begriff. Verfolgen wir auf Querschnitten durch die Jahrhunderte gleichsam auf einem Längsbündel, was aus den vier Elementen des Empedokles geworden ist, denn alle wahren Ansichten und alle Irrtümer wiederholen sich.

Schon ein halbes Jahrhundert später ist die Lehre in der Hand des Hippokrates in ihrer Beziehung zum Menschen und zur Krankheit verändert. Statt der Grundstoffe finden wir die Körperflüssigkeiten, die Kardinalsäfte, die Vierzahl ist unter der Macht der Zahlensymbolik geblieben, denn Tetraktys (*τετρακτύς*) ist als erste Quadrat- und Wurzelzahl bei den Pythagoräern Wurzel und Quelle aller Dinge. Die Fluida haben über die Solida gesiegt in Vorahnung des Satzes: Corpora non agunt nisi fluida. Diese Humores sind das feucht-warme Blut, der kalt-feuchte Schleim, die warm-trockene gelbe Galle, die kalt-trockene schwarze Galle.

Das Blut hat seinen Sitz im Herzen, der Schleim wird vom Gehirn abgesondert und durch die Löcher des Siebbeins entleert, fließt durch die Nase herab (*καταῤῥεῖ*), was im Wort „Katarrh“ noch fortlebt, die gelbe Galle, die man vom Erbrochenen kannte, wird von der Leber ausgeschieden, die schwarze Galle, die man aus schwarzen, d. h. blutigen Entleerungen des Darmes oder vom Blutbrechen kannte, oder zu kennen glaubte, stammt aus der Milz. Die Viersäftetheorie erkennen wir noch in der Bezeichnung der 4 Temperamente, die wiederum Beziehungen zu Konstitutionen haben: der warm- oder heißblütige Sanguiniker, der kalte, schleimige Phlegmatiker, der gallige, gereizte Choleriker, der düstere, gehemmte Melancholiker mit Hypochondrie und Spleen, die beide auf die Milz hindeuten. In Lessings Nathan sagt der Klosterbruder unter den Dattelpalmen zum Tempelherrn: „Nehm' sich der Herr in Acht vor dieser Frucht, zu viel genossen, taugt sie nicht, verstopft die Milz, macht melancholisches Geblüt.“ In Schillers Räubern sagt Franz Moor zum Pastor Moser: „Willst du, daß ich deinen schwarzlebrigen Grillen zu Gebote steh'?!“ (schwarzlebrig statt schwarzgallig, was sich freilich auf die Milz beziehen müßte). Und in der Homunkulus-Szene will Mephisto aus „vielhundert Stoffen durch Mischung — denn auf Mischung kommt es an — den Menschenstoff gemächlich komponieren“. Die richtige Mischung der Säfte, die Eukrasis bedingt Gesundheit, Harmonie, Gleichgewicht, die fehlerhafte Mischung, Dyskrasia verheißt Krankheit, Störung des Gleichgewichts, Disharmonie. In der Dyskrasia ist der Körper zu warm oder zu kalt, zu trocken oder zu feucht, eine Vorstellung, die dem theoretischen und praktischen Bedürfnis des Arztes entgegenkam.

Wenn das aber gleichsam das Bekenntnis des großen Hippokrates war, des größten Künstlers und Empirikers, der uns durch Bier, Much und Sack wieder vertraut geworden, so ging dieses theoretische Bedürfnis so nebenher, denn eine größere Harmlosigkeit Hypothesen gegenüber kann man sich eigentlich nicht denken, als seinen Ausspruch: „Wenn andere bessere Erklärungen geben können, ist mir's recht, bei solchen Anlässen zeigt man nur die Fertigkeit seiner Zunge" oder das andere Wort: „Was nützt es, all die vielschneidigen Lehren der Dogmatiker zu kennen, anstatt in der Ausübung der ärztlichen Kunst am Krankenbett sicher zu sein!"

Im 2. christlichen Jahrhundert treffen wir in Rom Galēnos aus Pergamon, der das Wissen seiner Zeit umfaßt, ein Polyhistor, Compilator, scharfsinniger Kritiker, Systematiker, also ungefähr alles das, was Hippokrates verschmähte. Sein System gibt der Medizin an Stelle der Anarchie eine neue Richtschnur, die 1½ Jahrtausende festhielt, denn in dieser langen Zeit bestand die Tätigkeit der wissenschaftlichen Medizin in der philologischen Interpretation des Galen. Dieses eklektische System faßt die 4 Kardinalsäfte mit ihren Elementarqualitäten zusammen zur Humoralpathologie. Gesundheit ist ihm Harmonie und Sympathie der Teile, der Säfte und Kräfte, Krankheit ist bedingt durch widernatürliche Verhältnisse und zwischen beiden ist keine scharfe Grenze. Diesen widernatürlichen Zustand als Krankheitsursache nennt er auch Diathesis (*διάθεσις*), die Wirkung der schädlichen Ursache nennt er Pathos (*πάθος*), Begriffe, die heute noch unter uns lebendig sind.

Neben den Humores kennt Galen freilich noch ein Fluidum, in dem die Luft des Empedokles nachklingt, das Pneuma, das die Einheit im Organismus herstellt, von dem er aber 3 Arten aufstellt, den Seelengeist (*πνεῦμα ψυχικὸν*) im Hirn, die Naturkraft (*πνεῦμα φυσικὸν*) in der Leber und den Lebensgeist (*πνεῦμα ζωτικὸν*) im Herzen, von ihm erhalten Nerven und Gefäße ihre Dynamis (*δύναμις*) und gehen Kräfte aus für Ernährung, Absonderung, Wachstum, Zeugung.

Während Hippokrates durch die Säftelehre in seinem praktischen Handeln unbeeinflußt blieb, ist sie in Galens Lehre die Grundlage der Therapie, mit der er die aus der Elementarzusammensetzung sich ergebenden falschen Qualitäten durch Mittel entgegengesetzter Wirkung bekämpft, wie z. B. kalte Qualität durch erhitzende Maßnahmen. Zum ersten Male ertönt der Kampfruf: contraria contrariis, während Hippokrates neben dem Gegensatzprinzip in der Therapie auch das Ähnlichkeitsprinzip billigte. Übrigens kennt Galen nicht die Ausschließlichkeit des Doktrinärs, vielmehr die Duldsamkeit des Eklektikers, denn er schreibt jene 4 Qualitäten (warm, kalt, feucht, trocken), auch den Geweben zu und nähert sich mit Entlehnung der Qualitäten schlaff und straff den Systematikern und Iatrophysikern, die wir noch kennen lernen werden. Gerade diese Anpassungsfähigkeit verlieh der Lehre das lange Leben von 13 Jahrhunderten. Diese Langlebigkeit verdankt die Lehre aber auch dem starken Glauben an die Naturheilkraft des Organismus, der von Hippokrates herstammt.

Der Bann des Galen wurde erst durch Paracelsus gebrochen. Eine der merkwürdigsten Erscheinungen, ein selbständiger, eigenwilliger Kopf, den die Geistesgeschichte ebensosehr in Anspruch nimmt wie die Naturgeschichte, der uns durch Kolbenheyer, Gundolf, Sigerist (in der neuen Ausgabe seiner Defensiones) wieder näher gebracht wurde, der ganz im Mittelalter wurzelnd seinen Blick in die Zukunft richtet, ein Herold und Seher der neuen Zeit, der medizinische Luther. Er will nichts wissen von den 4 Elementen, die erdichtet seien, nichts von Mischungsänderung, die den Krankheiten zugrunde lägen; die Krankheit sei ein von der Norm abweichender Lebensvorgang und die Krasis von sekundärer Bedeutung. Doch ist er nicht frei von Widersprüchen, hält an 3, freilich mehr symbolisch als chemisch gedachten Grundstoffen fest, von denen ihm Sulfur das Brennbare, Merkur alles Flüssige und Flüchtige, Sal das Feste, als Asche Zurückbleibende bedeuten. Er huldigt dem Satz: similia similibus, den später die Homöopathie für sich in Anspruch nahm. Über der richtigen Mischung oder der falschen Krasis der Grundstoffe wacht geheimnisvoll das regelnde Lebensprinzip, der Archäus. Unbrauchbares und Unreines, das aus der Nahrung stammt, wird ausgefällt und niedergeschlagen, als Leim, Sand und Stein wie der Weinstein (Tartarus) im Weinfaß, somit werden Harnsteine und Gicht als tartarische Krankheiten bezeichnet. So bleibt von der Humoralpathologie doch die Zusammensetzung aus Grundstoffen, Mischung und Entmischung, Krasis und Dyskrasia. Nur der Erfahrung vertrauend und ganz auf sich gestellt, verachtet er Bücher und Gelehrsamkeit und zünftiges Wissen: „Alterius non sit, qui sui esse potest.“ Er führt das unstete Leben eines fried- und freudlosen Landfahrers: „Die Engelländischen humores sind nit Ungerisch, noch die Neapolitanischen Prewsisch, darumb mußtu dahin ziehen, da sie sind und je mehr du sie dahin suchst und je mehr ihr erfahrst, je größer dein Verstandt in deinem Vatterlandt.“ In der Scheidekunst und Erzkenntnis schon vom Vater unterrichtet, von Jugend auf tätig in klösterlichen Küchen und Laboratorien, in Schächten und Bauhütten, Schmelzöfen und Erzwäschereien, in der Fuggerschen Bergschule zu Villach, war ihm die Chemie eine Brücke zwischen Leben und Wissen, die ersten Tastversuche des wachsenden Geistes in eine neue Merkwelt. Er wies auf den Zusammenhang zwischen den dumpfen Mühen der Chimisten und den Funden der Medizin und wurde so zum Begründer der chemiatrischen Schule, der letzte Alchymist, der erste Chemiker von größerem und ächterem Faustischem Ausmaß als jener Dunkelmann aus Knittlingen. Durch Paracelsus wird also die Humoralpathologie zur Chemiatrie, die im 17. Jahrhundert durch van Helmont und Sylvius zu einer Lehre ausgebildet, rasche Verbreitung fand. Nach ihr ist der Lebensvorgang ein chemischer Vorgang, die Krankheit beruht auf abnormer Mischung der festen und flüssigen Teile. Speichel, saurer Magensaft, alkalische Galle, saurer Pancreassaft, hypothetischer Milzsaft wirken durch Fermentation, Gärung, die allen Lebensvorgängen zugrunde liegt und auch die Lebenswärme liefert. Wie modern sich das anhört! — Schärfen, sog. Acrimonia treten ins Blut über, erzeugen Frost oder Fieber und werden durch umstimmende Mittel (Alterantia) bekämpft nach dem Grundsatz: contraria contrariis.

Die folgenden Zeiten nehmen an der Lehre Abwandlungen vor, statt des Merkur des Paracelsus kommt der Spiritus auf, im Gehirn destilliert, durch die Nervenröhrchen in alle Teile fließend; im Herzen entzündet sich Schwefel mit dem Salz des Blutes, braust auf und erzeugt die Wärme; Fehler der Säfte, wie Vermehrung, Verdickung und Verdünnung entstehen durch Verderbnis und Verhaltung. Auf fehlerhafte Mischung beruft sich noch das ganze 18. Jahrhundert, ebenso auf die Schärfen im Blut, die in Säuren und Laugen geschieden werden. Als das Feuchte neben dem Trockenen taucht ab und zu wieder das Wasser auf. Wieviel ist doch in der Volksmedizin davon noch heute lebendig! —

Während für Hippokrates das Blut nur einen der Säfte bedeutete, während die Chemiatrie die Verdauungssäfte in den Vordergrund stellte, begann im 18. Jahrhundert das Blut die Hauptrolle zu spielen und aus der Humoralpathologie wuchs eine Hämatopathologie hervor und das war so gekommen. Im Jahre 1628 veröffentlichte William Harvey, der Leibarzt Jakobs I. und Karls I. eine Schrift: exercitatio medica de motu cordis et sanguinis in animalibus, worin er den Kreislauf des Blutes zum ersten Male richtig beschrieb und als ein in sich geschlossenes System darstellte. Bewegung einer Flüssigkeit in einem Röhrensystem und Druck des Blutes, Schlagfolge und Schlagvolumen des Herzens, Spannung der Blutgefäße wurden nachgewiesen und hiermit der Grund zu einer Physiologie des Kreislaufes gelegt. Die Aufmerksamkeit wurde auf das Blut gelenkt. Von nun an herrschte das Blut über die Säfte und verdrängte sie. Man erforschte die Zusammensetzung des Blutes und entdeckte den Faserstoff bei der Gerinnung, in der John Hunter den ersten Schritt des Blutes sah, um sich dem Organismus nützlich zu machen. Aus geronnener Lymphe entstünden Gewebe und Gefäße neu, entzündliches Gerinnungsprodukt bildete Narben, schlösse Wunden, verkittete durchgeschnittene Nerven, heilte Knochenbrüche. So lehrte John Hunter Ende des 18. Jahrhunderts. In Frankreich vertrat ein Menschenalter später Gabriel Andral die Humoralpathologie. Im Blut ist zu wenig oder zu viel Faserstoff, danach neigt es wenig oder stärker zur Gerinnung, auch Serum ist zu reichlich oder zu spärlich, ebenso der Blutfarbstoff. Bei Infektionen werden übertragbare giftige Stoffe durch Atmung oder Nahrung aufgenommen. Drüsensekrete wie Galle können ins Blut treten (Gelbsucht). Die Ursachen der Krankheiten sind im Blut zu suchen, die Veränderung der festen Teile, der Organe, folgt nach. Also allgemeine Blutkrankheiten, nicht lokale Organkrankheiten!

Im deutschen Sprachgebiet vertrat im 19. Jahrhundert Karl Rokitansky die Humoralpathologie in Form der Krasenlehre. Faserstoff und Eiweiß des Blutes sind plastische Stoffe, Blasteme oder Plasma, sie dienen der Gewebsbildung, also den Heilungsvorgängen und der Geschwulstbildung. An der falschen Zusammensetzung, abnormen Mischung des Blutes, an Krasis und Dyskrasie wird festgehalten. Die Dyskrasie ist primär, die örtliche Erkrankung ist sekundär, d. h. die Lokalisation der allgemeinen Krasis. Doch wird auch die Umkehrung, die Dyskrasie als Folge örtlicher Organveränderung zugelassen. Diese letzten Ausläufer der Krasenlehre sind von Virchow in den 50iger Jahren besiegt und von Rokitansky selbst aufgegeben worden.

Aber die Krasenlehre war ja nur das humorale Gegengewicht zum einseitigen lokalistischen Organizismus der Solidarpathologie, der die Allgemeinerscheinungen und die Konstitutionsanomalien nicht erklärte. Und so blieb als Erbschaft der Krasenlehre die Konstitutionslehre, die die allgemeine Körperverfassung erforscht, von der die besondere Art der Reaktion abhängt. Konstitutionskrankheiten wären also solche, die nicht lokalisiert werden können. Man denke an Zwerg- und Riesenwuchs, Infantilismus, Kretinismus, an Fettsucht, Zuckerkrankheit, Krampfzustände, Gicht, Asthma, Steinbildung, Arterienverhärtung, Rheumatismus, frühzeitige Senilität. Aber obgleich die Konstitutionslehre dem Lokalitätsgedanken widerstrebt, kommt der anatomische Gedanke wie durch die Hintertüre in die Frage wieder herein, weil die Konstitutionen vielfache Beziehung zur inneren Sekretion, also zu Drüsen mit Absonderung von Reiz- und Wachstumsstoffen aus spezifisch geformten Zellen haben. Mit diesen Betrachtungen sind wir mitten im heutigen Hoffen und Schaffen.

Ein anderer kräftiger Zweig der Humoralpathologie ragt auch in unsere Zeit hinein. Er hat mit der Chemiatrie des Paracelsus begonnen, hat sich vom 17. Jahrhundert an der Entwicklung der Chemie immer mehr angeschlossen und ist heute Biochemie, die Anwendung des chemischen Rüstzeuges auf das Lebendige mit der Eiweißchemie im Mittelpunkt, deren hervorragender Vertreter mein Vorgänger im gegenwärtigen Amte war (Albrecht Kossel).

Aus dem Stammbaum der Chemiatrie wächst noch ein Ast hervor. Das ist die Colloidchemie. Wir sehen aber in allen Trägern des Lebens, ob Zellen oder Körperflüssigkeiten, Colloide von unbegrenzten chemischen Möglichkeiten, d. h. Aufschwemmungen und Suspensionen von Teilchen von der Größe eines zehntausendstel bis millionstel Millimeters, wovon die zu vier millionstel unter Umständen noch sichtbar sind, wodurch eine ungeheure Oberflächenvergrößerung mit all ihren Vorteilen für den Ablauf chemischer Reaktionen erzielt wird. Dieser jüngste Ast der Chemie scheint die meisten Früchte zu tragen. Die Colloidchemie hat den Gegensatz von humores und solida überbrückt, denn bei Gemengen von flüssigen, festen und gequollenen Massen, als welche wir Zellen, Gewebe und Körperflüssigkeiten auffassen müssen, hat die Frage nach dem Aggregatszustand keinen rechten Sinn mehr.

Seitdem durch Harvey das Blut in den Vordergrund gerückt worden war, hat sich die Hämatologie, als rechtmäßige Erbin und Nachfolgerin der Humoralpathologie, der Pflege dieses ganz besonderen Saftes mit Eifer und Erfolg angenommen. Aber ohne ihren Ursprung zu verleugnen, drehen sich doch ihre wichtigsten Fragen heute um die Zellen des Blutes und ihre Herkunft und Abstammung (Stammbäume), um Zahl und Art der roten Blutkörperchen, um das Zahlenverhältnis der verschiedenartigen farblosen Blutzellen, denn alle diese Dinge bestimmen das charakteristische Blutbild. Sie ist wieder ganz cellulär geworden.

Da das Blutserum sich als geeigneten Nährboden für Bakterien ausgewiesen hat, ist die Serologie aus der Bakteriologie hervorgewachsen und zu einer selbständigen Disziplin geworden. Die Blutflüssigkeit ist der Sitz wunderbarer biologischer Reaktionen, die der Abwehr fremdartiger Stoffe dienen. Es sind fermentartige Schutzstoffe, die auf besondere Reize abgestimmt sind, oder wie der Fachausdruck lautet: Antigene lösen die Bildung gegen sich abgestimmter Antikörper aus, so die

Bakterien ein bakterienlösendes oder zusammenballendes, die Zellen ein zellenlösendes, Blut ein blutlösendes, artfremdes Eiweiß ein fällendes oder verdauendes Ferment, Gifte erzeugen Gegengifte. Das Antigen wird vom Antikörper gebunden und damit unschädlich gemacht. Das ist der Sinn der Immunität. Auf Grund dieser Reaktionen gelingt es Menschenblut von Tierblut zu unterscheiden, aber auch innerhalb einer Familie verschiedene Blutgruppen festzustellen und ähnliche Gruppen für die Blutübertragung passend auszuwählen. Aber schon erhebt sich hinter diesen humoralen Reaktionen die Zelle, denn wo sollen diese Stoffe anders gebildet werden, als in der reizbaren arbeitenden Zelle? Auch die Serologie, die so lange als das Bollwerk der Humoralpathologie galt, wird wieder cellulär.

II.

Wie eine Wurzel der Medizin auf Empedokles zurückführt, so liegt eine zweite in Demokrit, der die Atomlehre des Leukippos ausbaute und bereicherte: Es gibt kein Werden und Vergehen, alles Entstehen besteht im Zusammentreten getrennter, alles Vergehen in der Trennung verbundener Atome. Diese Atome erfüllen den Raum, ungeworden, unvergänglich, gleichartig, nur durch Gestalt, Größe, Härte, Lage und Ordnung verschieden, worauf die Eigenschaften der Dinge beruhen. Das Feuer des Empedokles besteht aus kleinen glatten runden Atomen, die übrigen Elemente sind gemischt, aus verschieden großen Atomen. Alle qualitativen Verhältnisse werden auf quantitative zurückgeführt, was noch heute der Grundsatz der Naturwissenschaft ist. So wie das Feuer besteht auch die Seele aus feinen glatten, runden, beweglichen Atomen. Es gibt keinen Zufall, alles ist mechanische Notwendigkeit (*ἀνάγκη*, *λόγος*). Während die Elemente des Anaxagoras, verschieden an Gestalt, Farbe und Geschmack, der heutigen Chemie eher entsprechen, ist die Lehre des Demokrit physikalisch und mechanistisch und alle beide materialistisch. Glückseligkeit und Gesundheit ist Harmonie und Symmetrie der Teile (*ἁρμονία*, *ξυμμετρία*). Auf diese Lehre baut der Bithynier Asklepiades in Rom ums Jahr 100 vor Christi Geburt ein System, die sog. Methode oder Solidarpathologie. Atome treten zusammen und bilden zwischen sich Poren, in deren feinsten flüssige Atome kreisen. Werden die Poren zu eng, die Atome zu dick, stockt die Bewegung, so ist das Leben bedroht und die Zirkulation muß hergestellt werden. Der Tonus hängt von der Weite der Poren ab. Zusammenziehung (Tonus) verengert, Erschlaffung (Atonie) erweitert die Poren. So werden Status strictus, Status laxus und Status mixtus unterschieden und wir haben die Gegensätze Tonus und Atonie, straffer und schlaffer Zustand. Es gilt den verstärkten Tonus herabzusetzen (Laxantien), den verminderten zu erhöhen (Adstringentien). Die Lehre bestach durch ihre Einfachheit und ihre einleuchtende Therapie. Asklepiades war in Rom ein Wundermann und genoß die Freundschaft Ciceros und Crassus'. Im Mittelalter schlummert die Solidarpathologie und überläßt das Feld der Humoralpathologie. Wie die Humoralpathologie in das chemische Fahrwasser abgelenkt wurde, so wurde die Solidarpathologie in der neuen Zeit von der Nova scientia mechanischer Naturerklärung ergriffen und mitgerissen. Von Bacons induktiver Methode und Begründung der Erfahrung, vom Dualismus Descartes', der die Seele vom Leib trennte und diesen nun ganz der mechanischen Betrachtung überließ, strömten mächtige Einflüsse aus, von Descartes um so mehr, als er in Anatomie und Physiologie bewandert war. Im Lande Galileis und Leonardos brachte Sanctorinus ein Menschenalter auf der Wage zu, um das Gewicht seines Körpers Tag und Nacht zu prüfen. Bellini maß Anfang des 17. Jahrhunderts die Schnelligkeit der Blutströmung, die Winkel der Gefäßäste, den Durchmesser der Gefäße. Jn Borellis Vorstellung bewirken gasförmige Lebensgeister, die aus dem Gehirn durch die Nerven in die Muskeln strömen, deren Anschwellung und Verkürzung, woraus er die Kraft des Herzens berechnet. Arterien und Venen werden als hydraulische Röhren, das Herz als ein Stempel, die Brust als Blasebalg, die Eingeweide als Sieb betrachtet. Die Blutbewegung ist die wichtigste Lebenserscheinung, die Wärme entsteht durch Reibung des Blutes an der Gefäßwand, Fieber ist Vermehrung des Blutumlaufes mit verstärkter Reibung, der Magensaft löst die Speisen auf, Nervengeister bewirken die Muskelbewegung und ihr Zurückströmen zum Gehirn erzeugt Empfindung, vermittelt also die Berichterstattung von der Peripherie nach dem Zentrum. Freier Blutkreislauf verbürgt Gesundheit, Vermehrung oder Verminderung des Kreislaufes verursacht Krankheit, Aufhebung des Kreislaufes bedeutet Tod. Wir sind mitten in der Iatrophysik und hinter ihr lauert die Iatromechanik und Iatromathematik, denn was man zählen, messen, wägen kann, kann man auch berechnen nach Galileis Grundsatz: „Messe alles und das Nichtmeßbare mache meßbar!" Goethe, der große Naturschauer, hatte auch für diese mechanische Auffassung Verständnis: „Bewährt den Forscher der Natur Ein frei und ruhig Schauen, So folge Meßkunst seiner Spur Mit Vorsicht und Vertrauen." — Aber die mechanische Theorie hat wenig Macht über die Therapie, die dem hippokratischen Grundsatz der Beobachtung und der Erfahrung folgt.

An der Schwelle des 18. Jahrhunderts steht die Iatromechanik unter Boerhaave in Blüte. Der Blutkreislauf ist beeinflußt durch die

Tätigkeit des Herzens und die Elastizität der Gefäßwand. Der Verdauung, Ernährung, Muskelkontraktion werden mechanische Momente abgewonnen. Störung der mechanischen Vorgänge bringt die Krankheit, Blutstockung, Hemmung, Stauung machen Entzündung. Die Reinigung des Blutes von verdorbenen Stoffen geschieht in den Ausscheidungsorganen durch Filtration, indem feine Kanäle dünne Stoffe durchtreten lassen. Verschiedenheit der Se- und Exkrete beruht auf ungleicher Weite der Kanäle und Poren. Damit kam die Iatrophysik einstweilen zum Abschluß.

Nun schlägt die Solidarpathologie einen Seitenpfad ein. Durch das Gewicht Albrecht v. Hallers treten Irritabilität (Reizbarkeit), Sensibilität der Nerven und Kontraktilität der Muskeln in den Vordergrund und werden zu den wichtigsten Kennzeichen des Lebens oder zu Äußerungsformen einer Lebenskraft, wie denn diese Neuropathologie vom Vitalismus nie ganz zu trennen ist. Die Nerven sind nun das Solidum, auf das es ankommt, von ihnen werden alle Lebensvorgänge ausgelöst. Ihre Änderung, verminderte Spannung, Abspannung bedingen Krankheit. Alle Krankheiten sind Nervenkrankheiten. Der Äther füllt die Nerven und führt den Muskelfasern Anregung zu, die ihren Tonus erhält, zum Spasmus verstärkt oder bis zur Atonie herabsetzt. Auch Fieberfrost und Entzündung gehen vom Nerven aus. Die Entdeckung der vorderen motorischen und hinteren sensiblen Rückenmarkswurzeln und des Reflexmechanismus leistete der Neuropathologie mächtig Vorschub und diese prägt noch ihre Züge dem Handbuch der rationellen Pathologie von Jakob Henle auf, unserem Anatomen der 40er Jahre. Seine Lehre von den Sympathien, Synergien und Antagonismen sind von der Neuropathologie beherrscht.

Gleichsam als eine Erneuerung der Neuropathologie ist in unserer Zeit eine Relationspathologie aufgetreten, die sich gegen die Autonomie und Reizbarkeit der Zelle richtet und lehrt, die Reizbarkeit werde nur durch Nerven vermittelt, alle Reize greifen am Nervensystem an. Im Mittelpunkt stehe immer das Nervensystem, die Rolle der Zelle sei nur passiv und abhängig von dem durch die Nerven beherrschten Kreislauf und seinen Störungen.

Die heutige Neurologie ehrt in Albrecht v. Haller ihren Ahnen in anatomischer und physiologischer Richtung und sieht ihre Aufgabe in einer biologischen Beherrschung und Durchdringung des Nervensystems und ist zwischen innerer Medizin mit ihren physikalisch-chemischen Mitteln und der Psychiatrie mit ihren psychologischen Methoden so erstarkt, daß sie eigene Lehrstühle begehrt.

III.

Jetzt graben wir nach der 3. Wurzel. Es sind Geister, Dämonen, Kräfte (δυνάμεις), die im Körper die Materie beherrschen. Sie sind das Leben. In den ersten christlichen Jahrhunderten verbanden sich christlich-religiöse Motive mit Lehren platonischer Überlieferung, jüdischen Einflüssen und der indisch-persischen Emanationslehre zur neuplatonischen Lehre, die in Alexandria blühte. Sie dachte sich zwischen geistiger Gottheit und der Welt der Materie eine Stufenfolge von geistigen Wesen in Form einer Pyramide, von der Gottheit nach Art des Lichtkegels in abnehmender Stärke ausgesandt, eine Hierarchie von Geistern und Dämonen, hohen und niedern, guten und bösen. Noch Hippokrates faßte die eingepflanzte Wärme (θερμὸν ἔμφυτον) stofflich als ein feines Feuer (also eines der 4 Elemente) und das Pneuma, das das Feuer unterhielt, war eine äußerst feine Luft, ohne die die Mischung des Körpers leidet. Bei Aristoteles formt ein geistiges Prinzip, die Seele den Körper aus unbestimmten Stoffen, die aber den 4 Elementen angehören. Sie lenkt als Anima sensitiva in den Tieren Empfindung und Begehren, herrscht im Menschen als Anima rationalis über die Anima vegetativa und sensitiva. Sie ist ein Teil des göttlichen Gedankens und wirkt nach Zwecken, die von Gott gesetzt sind. Diese beiden Richtungen in der Auffassung des Geistigen gehen durch die Jahrhunderte. Den einen sind diese Kräfte, diese Geister ein immaterielles Prinzip, ja die Seele selbst, welcher der Leib unbedingt untertan ist, den anderen sind sie ein Lebensstoff, eine körperliche Substanz, wenn auch noch so fein und dünn, ein Nervenfluidum, ein Pneuma, ein Stoff, der gerne mit Spiritus, Weingeist, Äther verglichen wird, wie wir ja auch das Wort „Geist" (Spiritus) bald für etwas völlig Körperloses, bald für feinen flüchtigen Stoff (Weingeist) brauchen, Schon sehr früh wurde der Äther den 4 Elementen des Empedokles als 5. angereiht.

Paracelsus fordert neben der Seele ein geistiges Prinzip von astralem oder siderischem Wesen, den Archäus als den Träger des Lebens selbst, der den Organismus beherrscht und leitet. Ist der Archäus gelähmt, so entstehen Krankheiten, die also eine geistige Ursache haben („Krankheiten sind nit corpora") oder Krankheit hat einen unsichtbaren Leib und wohnt im Menschen als ein zweiter Mensch. Er behandelt ihn wie einen Vertrauten und nennt ihn seinen inwendigen Alchymisten oder hilfreichen Kobold. Die Heilung wirkt auf geistigem Wege, indem sie den schlummernden Archäus aufweckt. Seine Nachfolger überbieten ihn darin: der Archäus ist der Seele, diese dem Geist untergeordnet und dieser ist Gott ähnlich und unsterblich. Die geistig-dynamische Wirkung der Heilstoffe wird verglichen mit der psychischen Erregung des Appetites und des Ekels. Die höchste Steigerung erfährt diese Richtung am Anfang des 18. Jahrhunderts in Halle durch Georg Ernst Stahl, der trotz iatrochemischer und -physischer Einflüsse die Herrschaft der bewußten unsterblichen Seele über normale und pathologische Lebensvorgänge verkündet, Ausfluß und Ausdruck einer religiös-frommen Natur und Erziehung. Er weist auf Krankheiten nach Gemütsbewegungen hin, auf die Bedeutung der Leidenschaften für das Wohlbefinden, auf das Erbrechen durch psychische Eindrücke. Chemie und Anatomie gelten ihm nichts. Die Seele allein hindert Zerfall, Zersetzung und Fäulnis im Körper. Sie setzt bei der Entzündung die Bewegung des Blutes durch schnellen Puls und Fieber in Gang und veranlaßt so die Heilung. Vor dem Angriff der Schädlichkeit gerät die Seele in Unentschlossenheit, bange Furcht, Abneigung, Verwirrung, Schwanken und wird unfähig zur Wirkung. Der Heilplan geht darauf aus, die Seele zu unterstützen, aufzurichten, aufzumuntern (Psychotherapie). Immer wieder beruft sich Stahl auf die Schwierigkeit, die Lebenserscheinungen aus mechanischen und chemischen Grundlagen zu begreifen und betont die wunderbare Harmonie des Organismus im Gegensatz zum Mechanismus. Mit Stahl erreicht der Animismus in der Medizin seinen höchsten Ausdruck.

Die andere Richtung dachte sich die Lebensgeister als besonders feine Substanzen, als dünne Flüssigkeit, die den Körper durchströme, als ein Nervenfluidum, wie verdünntes Wasser, als eine spirituöse Substanz oder als Äther, oder in Anlehnung an Descartes als feinen Wind oder reine lebhafte Flamme. Baco nannte die Spiritus mortualis und vitalis ein Mysterium von flammiger und luftiger Natur. Diese Geister werden in der Gehirnrinde nach Art einer Destillation oder wie ein Sekret gebildet, fließen durch Gehirn und Nerven in Röhrchen, die sie an die feinsten Blutgefäße heranbringen.

Aber die Lebensgeister wurden um die Mitte des 18. Jahrhunderts abgelöst durch die Lebenskraft, ein dynamisch wirksames Lebensprinzip, das dem Organismus innewohne und die Lebenserscheinungen beherrsche und lenke. Mit dieser Lehre des Vitalismus trat die Schule von Montpellier in führender Stellung hervor. Neben der Seele wirke noch ein besonderes Prinzip, „die Natur“ in allen Teilen des Organismus und verleihe ihnen das Leben. Auch dieser Vitalismus kämpft gegen Chemiatrie und Iatrophysik. In Deutschland erhielt diese Lehre einen mächtigen Anstoß durch die Irritabilitätslehre Albrecht v. Hallers. Irritabilität und Sensibilität sind die Grundkräfte des Lebens und nicht nur an Muskel und Nerv, sondern sie sind auf alle Teile des Körpers bis auf die Zellen zu übertragen, sie sind das Hauptkennzeichen des Lebens, daher der wichtigste Ausdruck der Lebenskraft. Das Leben zeigt sich in der Reaktionsfähigkeit des Organismus auf äußere Reize, ja das ist der Hauptunterschied zwischen Lebendigem und Leblosem. Die Erregbarkeit wird ausgelöst durch Reize, ohne Reize gibt es kein Leben. Gesundheit bedarf einer Summe von Reizen. Treten Reize zu stark oder zu schwach auf, entsteht Krankheit.

Die Annahme einer Lebenskraft stützt sich auf die Erkenntnis, daß sich bestimmte Lebensäußerungen bisher auf chemisch-physikalische Gesetze nicht haben zurückführen lassen. Man sei daher gezwungen, in den Organismen eine besondere Kraft anzunehmen, die die Lebensvorgänge hervorbringe. Aber die Lebenskraft ist nur negativ definierbar; deshalb hat sie zahllose Abwandlungen und Schattierungen erfahren und jeder versteht etwas anderes darunter, je nachdem ihm der physikalisch-chemisch unerklärbare Rest der Lebenserscheinungen groß oder klein dünkt. So wird sie von Haller als metaphysisches Prinzip, von Blumenbach als Bildungstrieb, von Agassiz als Schöpfungsgedanke, von Johannes Reinke als kosmische Intelligenz, von Driesch als Entelechie aufgefaßt. Am meisten kann uns noch Johannes Müller befriedigen, der sie als zweckmäßig wirkende Natur- und Schöpfungskraft faßt, die mit blinder Notwendigkeit und unbewußt doch an physikalische und chemische Gesetze gebunden sei. Ob eine rein geistige Kraft oder eine imponderabile Materie, können wir nicht entscheiden. Sie entzieht sich dem Gesetz der Erhaltung der Kraft, das Johannes Müller nicht mehr erlebte. Andere haben die Lebenskraft im Nervenäther, in der Wärme, im Sauerstoff („Lebensluft"), in der Elektrizität, im Galvanismus, Magnetismus, in der galvanischen Polarität, in Reizbarkeit und Kontraktilität gesucht. Im alten Ägypten haben sie schon von der Lebensluft, in Babylon vom Lebenswasser gesprochen. Aber die Irritabilitätslehre führt wieder zurück zum Nervensystem, zur Neuropathologie, in der das Nervengewebe als einheitliche Grundlage alles Lebens und als Ersatz der Lebenskraft verkündet wurde.

In der neuen französischen Philosophie (Bergson, Le Roy) erhebt die Lebenskraft ihr Haupt als psychische Urtriebkraft, die zwischen allen Lebewesen ein inneres Band schlinge und das Leben metaphysisch erkläre, da die Physikochemie im Leben doch nur erkläre, was nicht das Leben selbst sei, einerseits die Abfälle, andererseits das benützte Material. Der Vitalismus sei im Grunde der Idealismus in der Biologie.

Von den dynamistischen Lehren stammen aber auch alle jene Naturauffassungen ohne materiellen Untergrund, aber mit desto geheimnisvollerem Hintergrund und magischer Fernwirkung ab, wie Magnetismus, Mesmerismus, Somnambulismus, Hellsehen (Clairvoyance), der böse Blick (mal occhio). Von jenen gespenstigen Dämonen des Philo und Plotin stammen aber alle jene Teufel und Hexen ab, die in den Körper hineinfahren, von ihm Besitz ergreifen und aus dem Besessenen durch Beschwörung wieder ausgetrieben werden können (Exorzismus), um in die Säue zu fahren und mit ihnen zu ersaufen, wie uns Matthaeus, Markus und Lukas erzählen. Philo aber war ein Zeitgenosse Jesu.

Doch wir sind in die Niederungen des Aberglaubens geraten. Wenden wir uns freundlicheren Bildern zu. Jch denke vor allem an Kants Schrift: „Von der Macht des Gemüts durch den bloßen Vorsatz seiner krankhaften Gefühle Meister zu sein“, worin der Philosoph der Vernunft in ihrer praktischen Bedeutung als Willen eine Heilkraft zubilligt und zeigt, wie er selbst in seiner eigenen kritischen Gesundheitspflege sozusagen sein eigner Arzt nach Grundsätzen der bloßen Vernunft sei. Aber die Heillehren der Vernunft seien mehr diätetischer als therapeutischer Art, wofür seine eigene wohlüberlegte Lebensordnung spricht. So dürfe die Philosophie mit Recht auch in der Medizin eine Provinz in Anspruch nehmen, die vielleicht größer sei, als man wohl meine.

Auf diesem Wege begegnen uns auch die Heilmethoden eines Dubois in seiner Selbsterziehung (Education de soi même), Coué mit seiner Berufung auf Glauben und Einbildungskraft, dann in verschiedener Abstufung das Gesundbeten, das Händeauflegen, worin der Magnetismus mitspielt und die Sympathie, aber auch die christian science, die die Krankheit leugnet und sagt: Keiner wird krank der nicht will.

Hierher gehört aber auch die ergötzliche Szene in Hermann Hesses Kurgast: Der Dichter leidet an Ischias und fährt ins Bad. Ihm ist bange vor der ersten Begegnung mit dem Kurarzt, den er natürlich für einen krassen Materialisten hält. Die Stunde schlägt, und im Verlauf des Gespräches fällt aus dem Munde des Arztes das Wort: Könnte nicht vielleicht auch eine psychische Bedingung da mitwirken? Das ist das Stichwort des Dichters, der als Animist seine Seele für krank hält, die sich eben nur im Nervus ischiadicus zufällig austobt.

„Es ist der Geist, der sich den Körper baut!“ So wie der Dichter denken noch viele, und der Arzt ist nicht wohl beraten, der nicht mit diesen Anschauungen rechnet, denn die so denken, wollen auch nach ihrer Fasson selig werden.

IV.

Die vierte Wurzel ist ein jugendliches Gebilde von abendländischer Prägung. Es ist die Anatomie. Wir sind ausgegangen von kosmischen Elementen, von physikalischen Atomen, von dämonischen

Mächten. Wenn alle diese metaphysisch dinglich zu sein schienen, so mag es im ersten Augenblick überraschen, wenn ich zu etwas rein Technischem übergehe und einen Sprung zur Methode der Anatomie zu machen scheine. Allein die Methode der Anatomie ruht auf dem morphologischen Gedanken, dessen Theoria (θεωρία) die Anschauung und dessen Techne (τέχνη) die Anatomie ist. Nicht als ob die Alten nicht auch Anatomen gehabt hätten. In Alexandria blühte die Anatomie unter Herophilos und Erasistratos. Aber sie war ein Teil der Naturforschung und die Medizin war wenig von ihr berührt. Galen brüstet sich mit seiner Anatomie, aber sie hat keinen Teil an seinem System. Die Anatomie hatte immer ungeheure Widerstände zu überwinden. Die Leiche galt als heilig und unantastbar, ihre Verstümmelung forderte zur Rache auf. Der Jenseitsglaube der Ägypter heischte Einbalsamierung und Totenstädte, der Ahnenkult der Chinesen ließ Anatomie nicht zu. Auch den Griechen war der tote Körper heilig (Antigone). Die Notwendigkeit den inneren Körper zu erforschen hat erst das Abendland empfunden. Im anatomischen Gedanken hat die abendländische Medizin den ihr angemessenen Ausdruck gefunden, die Form, in der sie sich selbständig entwickeln konnte und fruchtbar wurde. Das Geburtsjahr ist 1543, da Andreas Vesalius Bruxellensis, aber von deutschem Blut, von Padua aus in Basel die sieben Bücher de humani corporis fabrica herausgab und darin nachwies, daß Galens Anatomie Tier-, meist Affenanatomie war. Damit wurde Vesal der Vater der abendländischen Medizin überhaupt. Aus der Anatomie entsteht die Physiologie, die nun keine bloße Spekulation mehr ist, denn Anatomie bleibt ihr Rückgrat und hält sie an Organe gebunden. 1761 erschien das Werk des 80jährigen Gianbattista Morgagni de sedibus et causis morbum, Sitz und Ursachen, auch heute noch immer unsere wichtigsten Ziele. Was Vesal für den normalen Körper geleistet, schafft Morgagni für die krankhaft veränderten Organe. Nach Virchows Ausdruck (in Rom 1894) weist er den Krankheiten einen Sitz an und führt den anatomischen Gedanken in die Medizin ein. Auf diesem Boden entwickelt sich die Organdiagnostik der inneren Medizin mit Auskultation und Perkussion und in unseren Tagen mit Hilfe der Durchleuchtung (Anatomie am Lebenden!), aber vor allem die Chirurgie. So gewinnt die abendländische Medizin durch den anatomischen Gedanken eine scharf umrissene eigene Physiognomie gegenüber allen Medizinschulen anderer früherer Kulturkreise.

Oft waren Kräfte am Werk, die vom anatomischen Gedanken ablenken wollten, aber sie blieben ohne Erfolg. Dem Träger des anatomischen Gedankens stand immer ein Antagonist gegenüber, so entsprach im 16.

Jahrhundert dem Anatomen Vesal der Alchymist Paracelsus, im 17. den Malpighi und Harvey der Chemiater van Helmont, im 18. den Haller und Morgagni die Animisten Hoffmann und Stahl, im 19. den Bichat und Laënnec der Reizphysiologe Broussais. Aber die Zeit hat gelehrt, daß alles, was im Abendland Bestand haben sollte, irgendwie an den anatomischen Gedanken anknüpfte. Wir sind gar nicht fähig, diese uns bestimmte Form zu sprengen, ohne unser Bestes preiszugeben.

Den nächsten naturnotwendigen und logischen Schritt machte Virchow. 20 Jahre nachdem er in Johannes Müllers Vorlesung die Zusammensetzung der Pflanzen und der Tiere aus Zellen kennengelernt hatte, wandte er 1858 in der Zellularpathologie die Zellenlehre auf die Pathologie an. Die Blütenträume des Jünglings reiften zu den Früchten des Mannes. Die Zelle ist als Elementarorganismus der Träger der Lebensvorgänge, ohne sie kein Leben. Es gibt nichts Lebendes, was nicht aus Zellen bestünde und aus einer Zelle entstünde. Lebewesen sind Summen vitaler Einheiten, deren jede den vollen Charakter des Lebens trägt. Zellen sind auch im föderativen und sozialen Verband autonom. In der Zellenkultur außerhalb des Körpers unabhängig von Nervensystem und Blutzufuhr beweisen sie ihre Autonomie durch Wachstum und Vermehrung zu tausenden von Generationen mit wahrhaft astronomischen Zahlen der Individuen. Zwischen normalen und pathologischen Lebensvorgängen ist kein grundsätzlicher Unterschied, bloß ein solcher des Grades. Virchow hat sich gerne wie vor ihm schon Schleiden des Bildes des Moleküls bedient, indem er die Zelle mit dem Molekül verglich und die Bedeutung der Zellentheorie für die organische Welt mit derjenigen der Molekulartheorie für die Welt der Materie überhaupt. Die Zelle sei gleichsam ein organisches lebendiges Molekül. Mit dieser Parallele schließt sich aber die vierte Wurzel der Anatomie durch die Zellentheorie an die erste Wurzel der kosmischen Elemente und die zweite der physikalischen Atome logisch an. Plinius sagte einst: in minimis latet natura! Virchow sagt: im Einfachsten und Kleinsten offenbart sich am deutlichsten das Gesetz — und meint damit die Zelle.

Die Zellularpathologie ist heute 70 Jahre alt und wird es auch auf 80 und 100 bringen, denn sie war der letzte Versuch, die Pathologie unter einem großen Gesichtspunkt zusammenzufassen. Die Pathologie ist heute keine reine Zellularpathologie mehr, aber nicht weil die zelluläre Doktrin falsch oder überwunden wäre, sondern weil Pathologie nicht aus einem Prinzip abzuleiten ist, denn Pathologie ist die Variation des Themas und Variationen sind unendlich. Die Zellulartheorie wird dauernd ihr Recht behalten neben vielen anderen. Pathologie ist nicht nur Zellular- oder Relations-, nicht Solidar- oder Humoralpathologie, sondern eines so gut wie das andere. Sie hat Raum für alle diese Betrachtungsweisen, denn Pathologie ist in theoretischer Hinsicht Biologie und in praktischer die Lehre vom kranken Menschen.

Theorie und Praxis, in unserem Falle die Therapie, gingen oft nebeneinander her, ohne daß die Theorie Einfluß auf die Praxis gewonnen hätte, gleich einem Ritter, der in seinem Wappenschild einen schönen Wahlspruch führt, aber nicht danach handelt. Andere Male ist das therapeutische Handeln von der Theorie befruchtet nach Boltzmanns schönem Wort: „Es gibt nichts praktischeres als eine gute Theorie!" —

Wir sahen auf Längsschnitten durch die Zeiten die Aufeinanderfolge des Gleichartigen und lernten daraus die Richtung und Kraft einer Bewegung oder Strömung, wir sahen auf Querschnitten das Nebeneinander des Gleichzeitigen und lernten daraus den Charakter und Stil der Erscheinung, ihre größere oder geringere Einheit oder ihre Vermischung mit anderen Erscheinungen derselben Zeit. Aus Wurzeln sahen wir Stammbäume wachsen, die nebeneinander stehen und sich oft mit ihren Laubkronen durchflechten, daß man sie kaum entwirren kann.

Unsere Sprache liebt für geistige Bewegungen das Bild der Strömung. Und diese Strömungen kamen wie Wellen mit großer Stoßkraft, verschwanden wieder vollständig, bis unversehens eine neue Welle, etwa durch eine Zeitströmung verstärkt, uns daran mahnte, daß nichts völlig untergeht, was einmal in Menschenköpfen brütete, denn

Leben ist Rhythmus und Weltengang ist Wellengang!

Nein! Der Geist der Medizin ist nicht leicht zu fassen. Man muß ihn an den Wurzeln packen oder an die Quellen hinaufsteigen, wenn man etwas davon begreifen will.

FSC
www.fsc.org
MIX
Papier | Fördert
gute Waldnutzung
FSC® C083411

Zeitfracht Medien GmbH
Ferdinand-Jühlke-Straße 7
99095 Erfurt, Deutschland
produktsicherheit@kolibri360.de